AF312051

# NOTE



SUR

L'EXISTENCE D'UN PRODUIT ARSENICAL

DANS LES EAUX DE BUSSANG

ET DANS LES DÉPÔTS PRIS A LA SOURCE, *dite* FONTAINE D'EN BAS (1),

ET

RECHERCHES DE L'ARSENIC DANS LES EAUX ET DANS LES DÉPÔTS DES SOURCES MINÉRALES DE CHATENOIS (Bas-Rhin), DE SOULTZBACH (Haut-Rhin), DE SOULTZMATT (Haut-Rhin), DE WATWEILLER (Haut-Rhin), DE NIEDERBRONN (Bas-Rhin).

## Par MM. A. CHEVALLIER et SCHAUEFELE.

---

« Si ces eaux n'étaient pas gazeuses et ferrugi-
« neuses, elles ne mériteraient pas d'être distinguées
« des autres eaux de ce pays, puisqu'elles ne con-
« tiennent pas assez des matières que nous venons
« de nommer (le gaz acide carbonique, le fer), pour
« être mises au rang des eaux minérales. »
MONNET *(Nouvelle hydrologie)*, 1772, in-12.

Les essais auxquels nous venons de nous livrer sur les eaux de Bussang (Vosges) établissent, comme l'un de nous l'avait déjà dit, qu'il y a

---

(1) Les eaux minérales de Bussang ont été le sujet de divers travaux :
1° Raulin s'en occupa et y signala la présence du fer et d'un alcali fixe ;
2° en 1732 une thèse fut soutenue dans les écoles de Besançon, sous la

nécessité d'étudier de nouveau la composition des eaux minérales dans le but de rechercher s'il serait possible de déterminer quels sont les principes actifs auxquels est due l'efficacité de ces eaux, principes qui, jusqu'à présent, se sont dérobés à l'analyse chimique, principes que l'on découvre successivement, mais par hasard, et à des époques plus ou moins éloignées les unes des autres. Exemples : l'iode, le brôme l'arsenic.

La découverte de la présence de l'arsenic dans les dépôts qui se trou-

---

présidence de Réné-Charles, sur la question *An pluribus morbis chronicis, aquæ Bussanæ* ; 3° en 1737, il est fait mention par Dunod, dans son *Histoire du second royaume de Bourgogne*, des eaux de Bussang ; 4° en 1738, François-Joseph Payen soutint plusieurs questions *(questiones mediœ citrà aquas acidulas Bussanas)*, aux écoles de Besançon, sous la même présidence de Réné-Charles ; 5° en 1738, François Bacher publia en latin, à Strasbourg, un *Traité des eaux minérales de Bussang, en Lorraine* ; 6° en 1750, Jean Le Maire publia à Remiremont un *Essai analytique sur les eaux de Bussang* ; 7° plus tard, Bayard publia une *Dissertation sur ces eaux* ; 8° en 1772, Monnet, dans sa *Nouvelle hydrologie*, donne quelques détails sur ces sources ; 9° en 1774, Thouvenel, dans un *Mémoire chimique et médicinal sur les eaux minérales de Contrexeville*, consacre un *précis d'analyse de la source de Bussang* ; 10° en 1775, Raulin publia une *Exposition succinte des principes et des propriétés des eaux minérales qu'on distribue au bureau général de Paris*, exposition dans laquelle on rapporte les résultats contenus dans le *Précis d'analyse des eaux de Bussang* par Thouvel ; 11° en 1777, Didelot fit paraître un traité in-12, ayant pour titre: *Examen sur les eaux minérales de la fontaine de Bussang, contenant des observations et des réflexions relatives aux maladies où elles conviennent* ; 12° Plus tard, le même Didelot, dans une *Description topographique et médicale des montagnes de la Vosge*, donne une *courte notice sur les eaux mêmes* ; 13° en 1778, Nicolas publia une dissertation dans laquelle il mentionna les eaux de Bussang ; 14° de 1778 à 1829 rien n'a été écrit sur les eaux qui font le sujet de notre travail, mais à cette époque Barruel fit une nouvelle analyse des eaux de Bussang, et M. Grosjean fils publia un *Précis sur les eaux minérales de Plombières et de Bussang* ; 16° en 1838, M. Grand-Claude publia à Remiremont un travail ayant pour titre : des *Eaux ferrugino-gazeuses de Bussang*

vent près des sources des eaux minérales et dans les eaux minérales elles-mêmes, date de 1839. En effet, dès cette époque, M. Tripier, pharmacien aide-major à Alger, fit connaître : 1° que des dépôts recueillis par M. Guyon, aux sources thermales d'Hammam-Meskoutine, connues sous les noms de *Bains maudits*, de *Bains enchantés*, contenaient un produit arsenical ; 2° que les eaux de ces mêmes sources renfermaient de l'arsenic qu'il ramena à l'état métallique et qu'il dosa (1) ( *Comptes rendus de l'Acad. des sc.*, t. 9, p. 600 ).

---

enfin, M. Henri publia un *Rapport sur ces eaux minérales*, rapport inséré dans le t. 6, p. 783 du *Bulletin de l'Académie royale de médecine*.

L'examen que nous avons fait de ces travaux démontre . 1° qu'on n'a pas soupçonné dans ces eaux la présence, soit du cuivre, soit de l'arsenic; 2° qu'elles sont considérées comme utiles dans une foule de maladies ; 3° qu'elles n'ont jamais donné lieu à des accidents, et que par conséquent les minimes quantités d'arsenic et de cuivre qui y existent peuvent être utiles pour la guérison de diverses maladies, sans être nuisibles aux malades. Parmi les faits observés par les auteurs, il en est qui nous ont frappés, et qui méritent de fixer l'attention, ainsi Le Maire a reconnu : 1° *qu'elles sont plus minérales en sortant du rocher qu'après le repos* (fait que nous avons constaté) ; 2° qu'elles sont plus chargées en hiver qu'en été (fait à examiner).

D'autres recherches que nous avons faites nous ont démontré qu'antérieurement à tous les travaux cités, les eaux de Bussang jouissaient d'une certaine réputation, et qu'elles étaient depuis longtemps en usage. Ainsi, Berthemin, médecin du duc de Lorraine (123 ans avant le premier ouvrage écrit sur cette matière), dans son *Discours* sur les eaux de Plombières, dit au rapport de Buc'hoz (*Dict. des eaux minérales*, 1775, t. 1, p. 234), *que les Allemands allaient boire les eaux de Bussang pour se rafraîchir, et modérer la chaleur que leur avait causée les eaux de Plombières.*

(1) L'un de nous, à cette époque, fit des expériences sur des dépôts venant de ces sources, et il n'y trouva pas d'arsenic; plus tard, de nouveaux dépôts lui ayant été adressés, ainsi que des eaux, il reconnut en commun avec M. O. Henry que ces dépôts et ces eaux renfermaient de l'arsenic (*Comptes rendus de l'Acad. des sc.*, t. 23, p. 682). Nous nous sommes demandé, après ces expériences, s'il n'y avait pas des époques où les eaux d'Hammam-Meskoutine ne contiendraient pas du produit arsenical ?

Plus tard, en 1846. M. Walchner, membre de la direction des mines du grand-duché de Bade, ayant constaté par l'analyse l'existence de l'arsenic et du cuivre dans un très grand nombre de minerais de fer, et notamment dans les minerais qu'il regardait comme des dépôts formés par d'anciennes sources ferrugineuses, il crut devoir rechercher ces métaux dans les ocres des eaux minérales et dans les eaux minérales les plus renommées pour leurs effets salutaires; il opéra : 1° sur les ocres des eaux acidules ferrifères de Griesbach, de Ripoldsan, de Teissach, de Rothenfelds, de Cannstadt dans la Forêt Noire: 2° sur les eaux thermales de Wiesbaden, sur les eaux acidules de Schwalbach, d'Ems, de Pyrmont, de Lamscheid, et de la vallée de Brohl, près d'Andernach, et il trouva dans tous ces ocres du cuivre et de l'arsenic; de plus, il trouva dans les dépôts laissés par les eaux de Wiesbaden de l'antimoine.

M. Walchner établit que, non-seulement les ocres pris près de ces sources, mais encore les eaux minérales qu'il cite contiennent elles-mêmes de l'arsenic, mais il fait observer que toutes ces eaux minérales, parmi lesquelles il y en a dont la salubrité est connue et renommée depuis longtemps, renferment ces deux métaux, mais qu'ils y sont en proportions tellement minimes, que leur valeur remonte à des millionièmes, ce qui fait disparaître toute crainte d'un effet dangereux. M. Walchner établit même que l'influence de ces deux métaux peut être salutaire dans certaines maladies, et que c'est peut-être à leur solution dans ces eaux qu'est dû leur effet médical.

Dans la même année, MM. Figuier et Mialhe, qui s'occupaient de l'analyse des eaux de Wiesbaden, vinrent confirmer ce que M. Walchner avait avancé, c'est-à-dire que cette eau renfermait de l'arsenic *(Comptes rendus de l'Académie)*.

En janvier 1847, M. Chatin agrégé à l'Ecole de pharmacie, annonça qu'il avait constaté l'existence de l'arsenic et du cuivre dans une source ferrugineuse du parc de Versailles.

Dans le mois d'avril de la même année, M. Lemonnier faisait connaître à l'Académie des sciences qu'il avait reconnu la présence de l'arsenic dans les dépôts de la source ferrugineuse de Bagnères de Bigorre.

Dans la même année (1847), M. Charles Gerhardt, dans son compte rendu des travaux de chimie, établissait que M. Buchner jeune avait reconnu: 1° que le dépôt ocreux et jaune brunâtre des sources de

Ragoczi et de Pandour, à Kisingen, ne renfermait que des traces in‑
certaines de cuivre ; 2° que ce dépôt renferme des proportions assez
sensibles d'arsenic pour qu'on puisse en extraire ce métal ; 3° que le
dépôt de la source ferrugineuse de Bruckenau contient beaucoup de
cuivre et des traces minimes d'arsenic ; $4_0$ que les ocres des eaux de
Kissingen et de Bruckenau contiennent de l'étain ; 5° enfin que l'ocre
des eaux ferrugineuses de Kellberg n'a pas donné de résultat po‑
sitif (1).

Enfin, le 17 août 1827, M. Ossian Henry faisait connaître à l'Académie
royale de médecine, que le dépôt fourni par les eaux de Cassuéjouls
(Aveyron), et les eaux elles-mêmes contenaient de minimes quantités
d'arsenic.

Tel était l'état de la science (2), lorsque nous eûmes l'idée, M. Schaue‑
fèle et moi, de profiter d'une promenade que nous faisions en Alsace
et dans les Vosges, pour visiter Bussang, à l'effet de reconnaître si ces
eaux laissaient un dépôt, et si ce dépôt contenait du cuivre et de
l'arsenic.

A cet effet, nous nous rendîmes le 8 septembre à la source de Bussang,
en compagnie de M. Jaenger, docteur en médecine à Colmar, et de
M. Moritz, pharmacien à Neuf-Brissac. Là, on nous donna sur notre
demande du dépôt ferrugineux, qui fut pris dans le tube où s'écoule
l'eau de la source d'en bas, mais comme nous n'en avions qu'une petite
quantité, nous demandâmes s'il était possible de prendre de ce dépôt

---

(1) M. Bayard vient aussi de reconnaître la présence de l'arsenic :
1. dans les eaux ferrugineuses de Pougues, de Château-Gontier (Mayenne ;
2° dans les dépôts formés par ces eaux ; les quantités sont minimes dans
les eaux, et notables dans les dépôts (novembre 1847).

(2) Tout récemment, et depuis que nous avons commencé notre tra‑
vail, M. Langlois, pharmacien en chef de l'hôpital militaire de Metz a
fait connaître à l'Académie royale de médecine, que l'on trouve à une
petite distance de Metz, près du chemin qui conduit au village de
Lorry, une fontaine ferrugineuse, connue sous le nom de la *bonne
fontaine.*

266 litres de l'eau de cette fontaine ont fourni 266 grammes de résidu
dans lequel on a constaté la présence de l'arsenic, arsenic qui exis‑
tait en quantité plus notable dans le dépôt que laissent les eaux de cette
fontaine.

dans le lieu où se perdaient les eaux, il nous fut répondu *que cela était impossible*, *que l'eau de la source de Bussang se mêlait à d'autres eaux* (1). Nous demandâmes en outre une bouteille d'eau, qui fut remplie devant nous, et que nous mîmes dans notre voiture.

C'est sur ce dépôt, et sur l'eau prise à la fontaine *d'en bas* (2) que furent faites nos premières opérations, elles furent exécutées à Thann le 9 et le 10 septembre, et elles nous firent connaître : 1° que le dépôt pris à la source contenait une très notable quantité d'arsenic ; 2° que l'on pouvait, en agissant sur une seule bouteille d'eau de Bussang, constater la présence de l'arsenic dans cette eau, et obtenir un grand nombre de taches.

Les résultats que nous obtînmes, ne concordant pas avec ce qui avait été dit précédemment, que les eaux minérales ferrugineuses ne contenaient *que des traces infinitésimales* d'arsenic, nous fîmes divers essais pour rechercher la présence de l'arsenic : 1° dans l'acide ; 2° dans le zinc que nous employions, mais ces essais nous firent connaître que ces produits étaient purs, et ne contenaient pas de ce métal.

Quoi qu'il en soit, voulant acquérir une certitude plus grande, nous

---

(1) Nous avons su, depuis, que quelques jours après notre visite à Bussang, notre collègue, M. Caventou, avait aussi visité cette localité, et pris des dépôts de la *Fontaine d'en haut* et de la *Fontaine d'en bas*, dépôt sur lesquels il a expérimenté, et qui lui ont fourni, comme à nous, de l'arsenic en quantité notable.

(2) Dans les visites que nous avons faites aux eaux minérales, nous avons vu avec peine : 1° qu'on a changé le nom des sources de telle façon, que telle source qui est indiquée dans les ouvrages anciens publiés sur les eaux minérales, ne peut être retrouvée à l'époque actuelle puisqu'elle a changé de nom. Ainsi, nous trouvons dans l'ouvrage de Carrère, publié en 1785, qu'à Bourbonne-les-Bains, on comptait cinq sources : la *Matrelle*, le *grand Bain*, le *Bain doux*, le *Bain du Seigneur*, le *Bain Patrice*, tandis qu'aujourd'ui on n'en compte plus que trois, et encore les noms ne sont-ils plus les mêmes ; ainsi ces trois sources sont celles désignées sous les noms de *Fontaine de la place*, du *Puisard*, ou *Fontaine des bains civils*, de *Fontaine de l'hôpital militaire*, l'ancien *Bain Patrice* ; 2° que telle localité, Bussang, où il y avait cinq sources, n'en compte plus que deux ; 3° que telle autre, où la source était visible, est maintenant soustraite à tous les regards, Baden-Bade, etc.

fîmes demander aux sources de Bussang dix bouteilles d'eau (1) et une nouvelle quantité du dépôt ocreux (2), c'est sur ces eaux et sur ce dépôt qu'ont été continuées nos expériences.

Voici le mode d'opérer que nous avons mis en pratique :

*Examen de l'eau de Bussang, source d'en Bas.*

Une bouteille d'eau de Bussang, prise à la source même par nous, fut évaporée le lendemain même du puisement, le résidu qui était alcalin fut traité par de l'acide sulfurique pur, de manière à saturer l'alcali, et à obtenir une liqueur acide. Cette liqueur fut évaporée à siccité, reprise par l'eau distillée ; le liquide provenant de ce traitement fut filtré, puis introduit dans un appareil de Marsh *fonctionnant à blanc*, et qui ne fournissait que de l'hydrogène pur. Par suite de l'introduction de ce liquide, on obtint alors des taches ayant l'apparence des taches arsenicales. Ces taches, très petites, étaient au nombre de 119.

Ces taches furent ensuite soumises à l'action de l'acide nitrique qui les dissolvit, la liqueur, résultat du traitement par l'acide nitrique, fut évaporée dans une petite capsule neuve de porcelaine, elle laissa un résidu qui, repris par une goutte d'eau distillée, donna un liquide qui, mis en contact avec un petit cristal de nitrate d'argent aussi neutre que possible, donna à l'instant même une petite quantité d'arseniate d'argent de couleur rouge brique.

*Examen de l'eau de Bussang transportée à Paris.*

Le Maire, dans son *Essai analytique sur les eaux de Bussang*, publié à Remiremont en 1750, ayant dit *que les eaux minérales de cette source*

---

(1) La deuxième fois que nous fîmes demander du dépôt ocreux, nous eûmes quelque peine à en obtenir, mais depuis, l'un de nous, M. Schauefele s'étant présenté à Bussang, les propriétaires de cet établissement, sur sa demande, lui donnèrent une nouvelle quantité de ce dépôt, dépôt qui ne s'y trouvait plus qu'en très petite quantité, puisque nous en avions pris une portion, M. Caventou une autre ; enfin, MM. les géologues du congrès d'Epinal, qui s'étaient rendus à Bussang, une certaine quantité.

(2) Depuis, nous en avons fait venir de nouvelles quantités d'eau de Bussang, et nous croyons pouvoir dire, que l'eau qui nous été envoyée en dernier lieu, est moins arsénicale que celle que nous avions puisée nous-mêmes, que celle qui a été prise le 10 ou le 11 septembre à Bussang.

sont plus minérales en sortant du rocher qu'elles ne le sont après le repos, et Fodéré ayant vérifié cette assertion, nous avons cru devoir faire les expériences suivantes :

Nous avons prié notre collègue, M. Gobley, agrégé à l'Ecole de pharmacie, de vouloir bien nous procurer une bouteille d'eau de Bussang, telle qu'elle est livrée dans le commerce. L'eau contenue dans cette bouteille fut évaporée, et le résidu fut traité comme nous l'avons dit précédemmeut, le liquide provenant de ce traitement fut introduit dans un appareil de Marsh fonctionnant à blanc, et fournissant de l'hydrogène pur, les taches arsenicales obtenues après l'introduction de ce liquide, et qui avaient été reçues sur une capsule furent comptées, elles étaient très petites comme les précédentes, et au nombre de 61 seulement.

Pensant que si l'opinion émise par Le Maire était exacte, une partie du produit arsenical devait se trouver sur les parois de la bouteille, puisque les bouteilles sont remplies et fermées à la source, nous introduisîmes dans cette bouteille de l'eau aiguisée d'acide sulfurique ; nous agitâmes ; le liquide acide fut placé dans une capsule de porcelaine neuve, la bouteille fut rincée avec de l'eau distillée, et le produit provenant du lavage fut réuni au liquide acide qui fut évaporé, puis repris par l'eau distillée. Le liquide provenant de ce traitement fut introduit dans un appareil de Marsh fonctionnant à blanc ; après l'introduction de ce liquide, nous obtinmes 34 petites taches, ce qui donnait un total de 95 tâches.

Le résultat de cette expérience démontre que les observations dues à Lemaire, observations qui avaient subi le contrôle de Fodéré, sont exactes, et que les eaux de Bussang, conservées dans les bouteilles, laissent déposer sur les parois de ces bouteilles une partie des principes qu'elles contiennent en solution, et en particulier du principe arsenical (1).

*Détermination de la quantité d'arsenic contenue dans l'eau de Bussang.*

Le dosage de l'arsenic a été fait, d'abord par l'un de nous, puis par notre collègue M. Lassaigne, sur un résidu obtenu de l'évaporation de

---

(1) De ce fait, on doit conclure que les eaux de Bussang sont plus efficaces à la source qu'elles ne le sont, transportées, et que, dans la saison des eaux, ces liquides devraient être bus à Bussang même.

deux bouteilles et demie de cette eau (1). Voici quel a été le résultat trouvé par notre collègue :

Ce résidu provenait de 2 litres 1/2 d'eau ; il pesait 4$^{gr.}$,800; par conséquent, 1 litre d'eau de Bussang fournit par l'évaporation 1$^{gr.}$,092.

Les 4$^{gr.}$,800 de résidu ont été dissous dans l'acide sulfurique pur et étendu d'eau distillée, et la dissolution, y compris le résidu, a été introduite dans un flacon contenant du zinc, de l'eau et de l'acide sulfurique ; le gaz qui s'est dégagé a été forcé de traverser une solution concentrée d'azotate d'argent.

Au bout d'une heure et demie de dégagement à l'abri de la lumière, le solutum était légèrement noirci, et a laissé précipiter quelques flocons noirâtres d'argent qui ont été recueillis par décantation, lavés et séchés, dans une capsule tarée. Ce précipité d'argent pesait 0$^{gr.}$,009, il représente 0$^{gr.}$,0015 d'acide arsenique ; par conséquent, dans 2 litres 1/2 d'eau de Bussang examinée en second lieu, il y avait :

$$\text{Eau} \dots\dots\dots\dots 2500^{gr.},0000 \quad \left.\vphantom{\frac{1}{1}}\right\} \text{ou} \quad \frac{3}{5.000,000}$$
$$\text{Acide arsenique} \dots 0^{gr.},0015$$

*Examen du dépôt pris à la fontaine d'en Bas, à Bussang.*

Ce dépôt a une couleur jaune orangé ; il a été mis à sécher, puis trituré et passé au tamis de soie pour en séparer quelques impuretés, quelques grains de sable qui s'y trouvaient mêlés.

Pour reconnaître la présence de l'arsenic dans ce dépôt, nous en avons traité 5 décigrammes par l'acide sulfurique à l'aide de la chaleur. La solution sulfurique, évaporée à siccité, traitée par l'eau, a fourni un liquide qui a donné des taches arsenicales en telle abondance, qu'on a pu en couvrir trois grandes assiettes de porcelaine.

Cette opération a été répétée devant M. Isidore Bourdon, de l'Académie royale de médecine, en n'employant que 2 décigrammes du dépôt, et nous avons obtenu deux soucoupes recouvertes de taches.

Ces taches ont été examinées pour reconnaître leur nature, et nous avons obtenu et du sulfure et de l'arseniate d'argent.

---

(1) La détermination de la quotité d'arsenic a été faite sur l'eau provenant d'un troisième envoi, eau qui nous a fourni, par l'appareil de Marsh, beaucoup moins de taches arsenicales que n'en avaient fournies : 1° l'eau que nous avions prise, le 8 septembre, à la source ; 2° l'eau que nous avions fait prendre le 10 septembre ; 3° que l'eau qui nous a été fournie par M. Gobley.

Voulant connaître si ce dépôt cédait quelques principes arsenicaux à divers liquides, nous avons fait les expériences qui suivent :

1o Nous avons fait macérer 5 grammes dans 20 grammes d'eau pendant trente-six heures; au bout de ce temps, nous avons filtré et fait concentrer. Le liquide ainsi obtenu, essayé dans l'appareil de Marsh, n'a pas fourni la moindre tache.

2o 5 grammes de ce même résidu traité par l'eau bouillante ont fourni un liquide qui, filtré et concentré, a été essayé dans l'appareil de Marsh; il a donné quelques taches à l'aide de cet appareil.

3o 5 grammes de ce dépôt ont été mis en macération avec de l'eau chargée d'acide carbonique pendant trente-six heures; au bout de ce laps de temps, l'eau, filtrée, a été concentrée, puis essayée dans un appareil de Marsh; elle a fourni, à l'aide de cet appareil, quelques taches arsenicales.

4o 5 grammes du même dépôt ont été mis en contact avec de l'acide acétique faible, il y eut effervescence; au bout de douze heures, nous avons filtré, et essayé à l'aide de l'appareil de Marsh, mais nous n'avons pas obtenu de taches.

5o Nous avons traité de la même manière 5 grammes du dépôt, mais en substituant à l'acide acétique du chlorhydrate d'ammoniaque. Les résultats obtenus ont été les mêmes, c'est-à-dire que nous n'avons pas obtenu de taches.

### *Recherche du cuivre dans le dépôt*:

Les essais que nous avons faits sur ce dépôt, pour y rechercher la présence du cuivre, ont été faits de la manière suivante. Nous avons traité 5 grammes de ce dépôt par l'acide hydrochloronitrique, la dissolution s'est faite avec effervescence; le liquide obtenu de cette opération a été filtré, puis évaporé pour chasser l'excès d'acide; le résidu a été repris par l'eau distillée; la solution a été filtrée, puis soumise à un courant d'acide sulfhydrique; elle a fourni un léger précipité qui a été recueilli dans un verre à expérience, lavé à plusieurs reprises, puis traité par l'acide nitrique. La solution, évaporée, a fourni un résidu qui a été essayé par divers réactifs. Par suite de ces essais, on obtenait : 1o par le ferro-cyanure de potassium, un léger précipité de cyanure de cuivre; 2o par l'ammoniaque, une solution d'ammoniure de cuivre; 3o par la lame de fer, une surface cuivrée décelant la présence de ce métal.

Le dépôt recueilli à Bussang, à la source d'en Bas, contient donc :

1, de l'arsenic en quantité notable ; 2, et une très petite quantité de cuivre.

*Détermination de la quantité d'arsenic contenue dans le dépôt.*

La détermination de la quantité d'arsenic qui se trouvait dans ce dépôt a été faite par M. Lassaigne, puis par M. Caventou ; mais comme les quantités paraissent varier, nous attendrons que nous puissions nous procurer de nouvelles quantités de ce dépôt avant de nous prononcer.

On avait évaporé plusieurs bouteilles de cette eau, et nous avons conservé une partie de ce résidu.

*Examen de l'eau de la source dite d'en Haut.*

L'examen de cette eau, fait par les moyens que nous avons indiqués plus haut, nous a démontré qu'elle contient des traces d'arsenic. En effet, le résidu obtenu de l'évaporation d'une bouteille de cette eau nous a fourni des taches arsenicales au nombre de quarante (1).

*De l'état actuel de l'établissement de Bussang, comparé à ce qu'il était anciennement.*

Les recherches que nous avons faites sur Bussang ne nous ont pas fait connaître l'époque de la découverte de ces eaux. Ce qu'il y a de positif, c'est qu'elles ne sont en réputation que depuis le commencement du huitième siècle, sous les noms d'*Eau de Salmare* (Aquæ Salmariæ), *Quasi sal minerale acidum* (Eaux minérales salines et aigrelettes).

La tradition dit que leur découverte est due aux animaux, par suite de la remarque qui fut faite, que les chevaux, les bœufs, les vaches, après avoir côtoyé d'autres eaux, venaient se désaltérer à la source de Salmare (2).

On dit encore que les eaux de Bussang s'accréditèrent à la suite de la guérison d'une maladie chronique qui affectait M. de Beaufremont, abbé

---

(1) Nous nous proposons de faire plus tard de nouvelles expériences : 1° sur les résidus fournis par l'évaporation des eaux de Bussang ; 2° sur les dépôts fournis par ces eaux, à l'effet de reconnaître si la quantité du produit arsenical qui se trouve dans l'eau de Bussang varie comme nous le pensons. M. l'inspecteur des eaux de Bussang pourrait aussi étudier ce fait, qui nous semble présenter un grand intérêt.

(2) Déjà on avait observé, et nous avions observé nous-mêmes, que les animaux boivent avec plaisir les eaux minérales, et qu'ils laissent les eaux ordinaires pour aller boire aux sources. (*Recherches sur Chaudes-Aigues et sur Sainte-Marie-Cantal.*)

commandataire de Luxeuil, qui les but avec le plus grand succès ; le r bruit de cette cure ayant été répandu, on vit alors les habitants de l'Alsace, de la Franche-Comté accourir aux sources de Bussang.

En 1726, sous le règne de Léopold, on travailla, par les ordres de ce prince et par suite de ses libéralités, à former des bassins pour recevoir les eaux pures et en séparer les eaux étrangères aux sources qui auraient pu s'y mêler. On enferma les principales sources de murailles et on construisit une salle.

D'après l'ouvrage de M. Patissier, le bâtiment destiné à loger les malades fut incendié en 1799. Depuis, on ne l'a pas reconstruit malgré les sollicitations du médecin-inspecteur, M. Grand-Claude ; de telle sorte qu'aujourd'hui, on ne va plus boire à la source comme on le faisait autrefois ; on se contente, faute de mieux, de faire usage de l'eau qui a été mise en bouteille et transportée ; eau qui, comme nous l'avons démontré, perd une partie de ses principes médicamenteux, perte qui doit être d'autant plus considérable que l'eau a été puisée depuis plus longtemps (1).

Nous avons dit qu'autrefois, il y avait cinq sources à Bussang ; aujourd'hui, à Bussang, comme dans la plupart des localités où l'on trouve des eaux minérales, on n'a pas de données précises sur les cinq sources mentionnées par les auteurs qui ont écrit sur ces eaux. Il n'y a plus que deux sources dont les eaux sont usitées : la source dite l'*ancienne* qui, d'après le dire de M. Toquaine, doit être celle qui domine les autres ; elle est abandonnée. Il en est de même de deux autres petites sources qui se trouvent vers la source de la Moselle, sources qui sont insignifiantes.

Les deux sources dont l'établissement de Bussang tire parti sont les sources auxquelles on a donné le nom de *source d'en Haut* et *grande source d'en Bas ;* l'eau de la source *d'en Bas* est la plus communément expédiée.

Les eaux de la source *d'en Haut* et de la source *d'en Bas* ne tarissent pas, et il est facile dans une journée de remplir de quinze cents à deux mille bouteilles (2).

---

(1) L'exportatation de l'eau de Bussang est considérable ; on en boit beaucoup à Plombières, à Luxeuil, à Bains, à Bourbonne, pendant la saison des bains. En 1835, les propriétaires de Bussang ont vendu 51,186 litre de cette eau ; en 1836, 55,838 litres ; en 1837, 62,431 litres.

(2) Nous avions précisé qu'il serait utile de rechercher s'il existait près

*La présence de l'arsenic dans les eaux de Bussang doit-elle empêcher de faire usage de ces eaux?*

L'un de nous disait dans divers écrits qui ont été publiés : « L'analyse « des eaux minérales est un sujet digne de fixer l'attention du gouver- « nement, car la chimie appliquée à l'analyse des eaux n'a pas fait tout « ce qu'elle pouvait faire, et il est probable que, plus tard, elle fera dé- « couvrir, comme cela est arrivé de nos jours, pour le brôme et l'iode, « des principes actifs qui, jusqu'ici, se sont dérobés à l'analyse (1). »

Ces paroles se sont vérifiées; en effet, MM. Tripier et Walchner ont signalé dans les eaux minérales la présence d'un principe d'une immense activité; principe dont nous hésiterions à faire usage s'il nous était présenté dans des médicaments préparés dans l'officine, mais que nous n'hésiterions pas à employer, dilué comme il l'est dans diverses eaux minérales (2).

Maintenant il n'y a-t-il point à craindre que la connaissance de la présence de l'arsenic dans ces liquides ne soit un sujet de crainte pour quelques personnes, et que ces personnes ne veuillent plus faire usage des eaux? il est convenable de dire à cet égard :

1° Que M. Walchner, qui a déjà traité de cette question, a émis l'opi-

---

de Bussang des sources analogues à celles qus se trouvent dans cette commune. A cet égard, l'un de nous a consulté M. Baudrillat, qui a été pendant trois ans chargé de l'inspection des forêts de Bussang. Des réponses de cet inspecteur, il résulte : 1° qu'il n'a jamais entendu parler d'autres sources ; 2° qu'il croit que la source dite *l'ancienne*, dont il est parlé dans les ouvrages, est celle qui domine toutes les autres, et qu'elle est située dans les ravins au milieu des rochers.

(1) Nous croyons qu'on n'atteindrait le but qu'on doit se proposer pour l'analyse des eaux minérales, qu'en créant une école de chimistes devant s'exercer à l'analyse de ces eaux. Cette école, fondée par l'administration, devrait être dirigée par des maîtres expérimentés, MM. Dumas, Gay-Lussac, Pelouze, Thénard, Henry. A cette école devrait se rattacher l'étude de la minéralogie et de la géologie.

(2) De nouvelles recherches entreprises pas l'un de nous, de concert avec M. Gobley, viendront ajouter aux faits déjà connus et démontrer que l'arsenic à petite dose peut avoir de l'efficacité contre une foule de maladies.

nion que, peut-être, la présence de l'arsenic et du cuivre dans les eaux naturelles était la cause de leur effet salutaire;

2° Que l'arsenic qui, à des doses élevées est un poison des plus violents, est, à de petites doses et dans divers cas, un excellent médicament. Rappelons ici que plusieurs produits arsenicaux ont été employés dans l'usage médical, à l'intérieur et à l'extérieur, contre diverses maladies; contre l'asthme, l'ichthyose (J. Walt); contre les maladies cutanées (Fodéré, Adair, Rush); contre les maladies vénériennes (Cullerier, Th. Girdlestone); contre les scrofules, les ulcères écrouelleux, les ulcères chancreux de la face (Physick, Hans-Loane, Otto); contre les cancers (Zeller, Hahnemann, Lefébure de Saint-Ildephont, Ronnow, Smaltz, Adair, Desgranges, Minnicks); contre les fièvres d'accès (Eber de Breslaw, Fowler, Barton, Pearson, de Pleinciz, Bléra, Fodéré, Lordat, Dufour, Boullier, Boudin); contre l'hydrophobie, contre la danse de Saint-Guy (Hamilton); contre le trismus (Hall); contre l'angine de poitrine (Alexandre); contre l'épilepsie vermineuse (Girdlestone); contre le rhumatisme., etc.

Les doses auxquelles ce médicament a été donné sans danger sont bien plus considérables, quoique très minimes, que celles que l'on trouve dans les eaux minérales. Ainsi, M. Boudin dit avoir donné l'acide arsénieux à un cinquième de grain (1 centigramme), qu'il répéta une ou deux fois à deux heures d'intervalle, jusqu'à ce que la fièvre fût coupée, alors il revint à une seule dose.

Dans l'ouvrage de MM. Merat et Delens (*Dictionnaire universel de matière médicale*, etc), il est dit : 1° qu'il doit être donné en commençant à des doses très fractionnées, telles par exemple qu'elles représentent de 1/32e à 1/16e de grain d'acide arsénieux devant être pris par jour, en deux ou trois fois étendu dans un véhicule ; 2o que ces doses peuvent être portées jusque à 1/8e, 1/6e ou 1/4 de grain, mais très rarement au delà.

On voit alors que les minimes quantités qui existent dans les eaux minérales ne peuvent donner lieu à aucun accident.

De plus, nous citerons une remarque que l'un de nous a faite. C'est que l'eau de Bussang qu'il boit avec plaisir ne détermine chez lui aucun sentiment d'âcreté à la gorge, tandis que des doses infiniment minimes d'acide arsénieux en dissolution dans l'eau distillée déterminent ce sentiment d'une manière très intense.

On doit se demander si ce fait ne tient pas à ce que l'acide arsénieux dans les eaux minérales se trouve à un tout autre état, et non-seulément en combinaison avec des bases, mais encore avec des matières organiques qui modifient son action (1).

De tout ce qui précède, il résulte pour nous :

1° Que les eaux de Bussang contiennent un sel arsenical ;

2° Que ce sel en solution dans l'eau, au moment du puisement, devient en partie insoluble au bout d'un certain laps de temps;

3° Que les dépôts pris aux sources de Bussang contiennent de l'arsenic d'une manière notable, et de très minimes quantités de cuivre ;

4° Que les minimes quantités de ces principes qu'on trouve dans ces liquides peuvent bien être considérés comme la cause partielle des effets salutaires qu'on obtient de ces eaux, mais qu'elles ne peuvent inspirer le moindre sujet de crainte (2) ;

5° Que c'est sans doute à la présence de ce principe actif dans ces eaux, qu'il faut attribuer son efficacité dans certaines maladies.

### *Recherches sur les eaux de Châtenois.*

Les eaux de Châtenois (en allemand, *Kestenholzer-Bad*), sur lesquelles nous avons expérimenté, sont connues depuis longtemps. En effet, dès 1760, Kurschner, de Brufeld, publia sur ces eaux une dissertation dans laquelle : 1° il les décrit ; 2° il fait connaître le résultat de l'analyse chimique faite à cette époque ; 3° il indique quelles sont leurs propriétés. Plus tard, en 1769, Guérin, dans ses *Traités des fontaines minérales de l'Alsace*, décrit la seule source minérale qui existait alors ; il fait connaître sa composition et ses propriétés. Depuis, les eaux de Châtenois, qui autrefois étaient appelées dans le pays *Badbrünlein*, sourdent dans deux localités différentes ; et, par suite de deux lettres de M. le ministre de l'agriculture et du commerce, en date des 20 janvier et 3 mars 1844, elles furent analysées par M. Ossian Henry, qui fit con-

---

(1) Nous avons tenté des essais pour reconnaître à quel état se trouve l'acide arsénieux dans les eaux de Bussang. Elles nous ont conduits à considérer l'arsenic comme combiné aux bases, mais jusqu'ici nous ne pouvons dire si elles contiennent un sel arsenical à base de chaux, de magnésie ou de fer, ou bien si l'arsenic acidifié n'est pas combiné avec ces trois bases.

(2) A l'appui de notre opinion sur l'innocuité des eaux de Bussang, nous pourrions citer l'exemple de diverses personnes qui font un usage continuel des eaux de Bussang, et qui se trouvent parfaitement de cette médication.

naître le résultat de son travail dans la séance du 30 octobre 1844. Ces eaux renferment les principes énumérés dans le tableau ci-joint :

*Eau minérale naturelle de Châtenois.*

| | Source Biningen. | Source Buckel. |
|---|---|---|
| Acide carbonique libre............ | Traces indéterminées. | Idem. |
| Acide hydrosulfurique............. | Traces sensibles. | Traces moins sensibles. |
| | Grammes. | Grammes. |
| Chlorure de sodium...................... | 3,200 | 3,263 |
| — de magnésium..................... | 0,078 | 0,066 |
| — de potassium...................... | 0,010 | 0,010 |
| Sulfate de soude ⎫ ...................... | 0,086 | 0,088 |
| — de magnésie ⎬ anhydres............ | 0,050 | 0,070 |
| — de chaux ⎭ ...................... | 0,020 | 0,024 |
| Silicate de soude..... ⎫ ................... | 0,050 | 0,050 |
| Bicarbonate de soude. ⎭ | | |
| — de chaux. ...................... | 0,410 | 0,320 |
| — de magnésie................... | 0,270 | 0,198 |
| — de fer et de manganèse......... | 0,020 | 0,021 |
| *Bromure* ⎫ alcalins............ | *Traces fort sensibles.* | Idem. |
| *Iodure* ⎭ | | |
| Matière organique unie à un peu de fer. ⎫ ... | 0,020 | 0,021 |
| Silice et alumine (silicate). ............ ⎭ | | |
| Eau pure................................. | 995,786 | 995,870 |
| | 1000,000 | 1000,000 |

(Source Biningen : Substances fixes, 4,130. — Source Buckel : Substances fixes, 4,214.)

Les expériences de **M.** Tripier, et celles de **M.** Walchner, nous portèrent à rechercher si les eaux de Châtenois contenaient de l'arsenic. A cet effet, 14 litres de cette eau furent évaporés ; le résidu de cette eau fut traité par l'acide sulfurique, puis par l'appareil de Marsh. Lors de ces opérations, on obtint, par suite de la combustion du gaz hydrogène, quelques taches arsenicales qui démontrèrent que les eaux de Châtenois contiennent des traces très minimes d'arsenic (1).

Un dépôt, qui s'était formé par suite de l'évaporation de ces eaux, nous a fourni un léger anneau arsenical.

La source minérale où ces eaux avaient été puisées étant dans un puits, il n'a pas été possible d'extraire du dépôt qui se trouve dans la partie inférieure de cette source.

---

(1) L'expérience ayant été répétée sur le produit obtenu de l'évaporation de 10 litres, ne nous a pas, cette fois, fourni d'anneau arsenical.

*Recherches sur les eaux de Soultzbach.*

La découverte des eaux de Soultzbach (en allemand, *Sultzbacher-Saverbrunen*) remonte à 1603. En 1613, on construisit un bassin pour recevoir ces eaux, bassin qui fut refait à neuf en 1708. « Ces eaux, dit « l'auteur du *Dictionnaire des eaux minérales,* sont mortelles pour les « écrevisses, pour les poissons et pour divers insectes ; cependant elles « sont fort saines pour les hommes, et on en fait usage dans Soultzbach, « où elles sont conduites dans des canaux. »

Les eaux de Soultzbach ont été le sujet de travaux faits par divers auteurs. Raulin y signala la présence du vitriol de Mars, de l'alcali minéral, d'un sel commun, d'une terre séléniteuse, de bitume. Mezius publia en allemand, en 1616, une description des fontaines, qui étaient au nombre de trois : *la Vineuse, la Sulfureuse, la Fontaine du bain.* Schenckius, en 1617, publia aussi une description de ces fontaines. Scherbe, en 1683, publia une notice abrégée sur ces eaux. Depuis, Haussmann, en 1764 ; Guérin, en 1769 ; Buchoz, en 1772 ; Monnet, en 1772 ; enfin, Renaudin et Didelot s'occupèrent plus tard de ces eaux.

En 1832, M. Bartholdi en reprit l'analyse, il y signala la présence : 1º des bicarbonates de soude, de chaux, de fer et de magnésie : 2º du sulfate sodique ; 3º du chlorure sodique ; 4º de la silice (1) ; enfin, en 1845, M. Sacc, préparateur à l'Ecole de Strasbourg fit une nouvelle analyse, il obtint pour chaque litre d'eau évaporée un masse saline pesant 1,2737, qui lui donna par l'analyse oxyde sodique 39,362, oxyde potassique 0,445, oxyde magnésique 6,430, calcique 4,970, oxyde aluminique 3,683, oxyde ferrique 0,026, acide sulfurique 4.459, acide carbonique 30,002, acide silicique 4,135, chlore 6,448 ; enfin des traces de lithine et d'acide phosphorique.

|  | gram. |
|---|---|
| Bicarbonate sodique.......... | 1,10 |
| —      calcique ......... | 0,20 |
| —      magnésique....... | 0,10 |
| Sulfate sodique ............. | 0,30 |
| Chlorure sodique............. | 0,20 |
| Bicarbonate de fer ........... | 0,02 |
| Silice ..................... | 0,08 |

Les essais que nous fîmes portèrent sur les eaux et sur les dépôts : 1º le produit de l'évaporation de vingt cruchons d'eau naturelle ; 2º le

______

(1) Voici la formule de M. Bartholdi pour un litre d'eau :



2

produit de douze litres traités par l'acide sulfurique et l'appareil de Marsh, nous fournirent des taches et un anneau arsenical.

Le dépôt nous a fourni une grande quantité d'arsenic, taches et anneaux.

*Recherches sur les eaux de Soultzmatt.*

Les eaux de Soultzmatt *Sultzmat*, en allemand *Sultzmatter*, *Sauer-Brunnen* étaient connues dès le quinzième siècle, elles doivent leur emploi et leur célébrité à la perte des eaux de Gebersveiler, qui étaient acides, et qui n'étaient éloignées que d'une lieue de Soultzmatt.

Les eaux sont mentionnées par Raulin, à la page 30 de son *Traité analytique des eaux minérales, de leurs propriétés et de leur usage dans les maladies*, 1774. 2 vol. in-12. Guérin s'en est occupé en 1789 dans la dissertation intitulée de *fontibus medicatis Alsatiæ*; Meglin, de Strasbourg, donna ensuite en 1779 des détails sur ces eaux, leurs propriétés, leur analyse et leurs effets dans le traitement des maladies.

En dernier lieu, MM. Coste et Persoz s'en occupèrent. Voici le résultat de l'analyse de ces eaux :

Eau de la source n° 1, dite *source acidule (Sauerwasser)*; 1,000 grammes ont donné :

|  | gram. |
|---|---|
| Acide sulfurique............. | 0,071 |
| — hydrochlorique........ | 0,041 |
| — carbonique ........... | 2,038 |
| Chaux .................... | 0,198 |
| Magnésie................. | 0,138 |
| Soude .................... | 0,556 |
| Potasse .................. | 0,067 |

20 litres d'eau évaporés ont donné un résidu pesant 46 grammes.

Eau de la source n° 6, dite *source d'or (Goldwasser)*, 1,000 grammes ont donné :

|  | gram. |
|---|---|
| Acide sulfurique............. | 0,065 |
| — hydrochlorique........ | 0,037 |
| — Carbonique........... | 2,160 |
| Chaux .................... | 0,178 |
| Magnésie ................. | 0,129 |
| Soude.................... | 0,556 |
| Potasse .................. | 0,067 |

20 litres d'eau évaporés ont donné un résidu pesant 41 grammes.

Des essais faits sur le résidu obtenu de l'évaporation de vingt bouteilles d'eau, et sur un résidu ocreux ont fourni *quelques* taches arsenicales seulement.

### *Recherches sur les eaux de Vattweiler.*

Les eaux de Vattweiler; en allemand *(Wattweiler Bad)* sont connues depuis longtemps; mais l'époque de leur découverte n'est pas signalée par les auteurs. Raulin, dans son *Traité*, parle de ces eaux, Bacher publia en 1741, à Bâle, une notice sur leurs propriétés et leurs effets, Morel fit connaître en 1765 l'analyse qu'il en avait faite, Guérin, dans la *Dissertation sur les fontaines minérales de l'Alsace*, 1769, traite de ces eaux.

L'examen que nous avons fait : 1º des résidus de l'évaporation de 15 litres de ces eaux nous a démontré qu'elles ne contenaient qu'une très petite quantité d'arsenic; 2º du dépôt, celui-ci au contraire, a fourni de très grandes quantités de ce toxique.

Jusqu'ici le dépôt laissé par les eaux de Vattweiler est celui qui nous a fourni la plus grande quantité d'arsenic (1).

### *Recherches sur les eaux de Niederbronn.*

Les eaux de Niederbronn, *Niderbronn*, en allemand *Niederbronnischen Wassers)*, sont connues depuis trois siècles. Différents auteurs se sont occupés de ces eaux. Nous citerons : Raulin, voir son *Traité des eaux minérales*; Andernach, en 1565; puis Rouhier et Roeslin, en 1595; Beyhing, en 1622 et en 1662; Reisel, en 1664; Leuschsenring, en 1753; Renaudin, Guérin, en 1769; Seuchsareing, en 1753; Colini, en 1762; Roth, en 1783; Gérard, en 1787; Reiner, en 1826; Cunier, en 1827; Kuhn, en 1845.

Buchoz dit que les eaux de Niederbronn sourdaient d'un lit de cailloux entourés d'un mur de forme hexagone renfermant un espace de dix-neuf pieds, six mètres trentre-trois centimètres; et que le comte de Hanau fit élever, en 1592, sur cette place une colonne pyramidale de pierre de taille, qu'il fit corroyer d'une terre argileuse le contour de cette source, de manière à la capter et à l'isoler des eaux étrangères. De cette colonne sortaient deux tuyaux qui conduisaient les eaux dans un bain qui avait été élevé par la générosité du même comte.

---

(1) Nous nous proposons de faire des recherches dans le but de déterminer la quantité d'arsenic contenue dans ce dépôt, et s'il peut avoir de l'action sur l'économie animale,

L'analyse la plus récente des eaux de Niederbronn est celle faite, en 1837, par Robin. En voici les résultats. Cette eau contient pour un litre :

Gaz azote..................... $0^m,018.$
— acide carbonique.......... $0^m,010.$
Chlorure de sodium............ $3^m,1582.$
— de calcium............. $0^m,7849.$
— de magnésie.......... $0^m,2242.$
Sulfate de magnésie............ $0^m,1135.$
Carbonate de protoxide de fer.. $0m,018.$
— de chaux............ $0^m,2420.$
— de magnésie ........ $0^m,0062.$
— de manganèse....... traces.

Les essais que nous avons faits : 1° sur le résidu provenant de l'évaporation de vingt litres d'eau, nous a fourni des taches arsenicales 2° le dépôt nous a fourni un anneau arsenical.

On voit par tout ce qui vient d'être dit :

1° Que les eaux de Châtenois contiennent des traces minimes d'arsenic.

2° Que les eaux de Soultzbach contiennent des traces d'arsenic.

3° Que le dépôt laissé par les eaux de Soultzbach contient des quantités notables d'arsenic.

4° Que les eaux de Soultzmatt contiennent des traces très minimes d'arsenic.

5° Que le résidu ocreux fourni par ces eaux contient des traces d'arsenic.

6° Que les eaux de Vattweiller contiennent des traces d'arsenic.

7° Que le dépôt laissé par ces eaux contient de très grandes quantités d'arsenic.

8° Que les eaux de Niederbronn contiennent de très minimes quantités d'arsenic.

9° Que le dépôt laissé par ces eaux contient des quantités notables d'arsenic.

Nous terminerons ce travail : 1° par un tableau des eaux minérales qui, en France, ont été examinées et qui contiennent de l'arsenic; 2° par un tableau des eaux minérales du même pays qui ont été examinées, et qui ne contiennent pas de ce principe minéralisateur; 3° par un tableau des eaux étrangères qui contiennent de l'arsenic.

TABLEAU DES EAUX MINÉRALES ARSENICALES ET NON ARSENICALES.

*Eaux minérales arsenicales françaises.*

| | |
|---|---|
| Eau ferrugineuse de Bagnères-de-Bigorre. | Lemonnier. |
| — de Cassuéjouls (Aveyron). | O. Henri |
| Eau du Cayla (idem). | O. Henry. |
| — de Villecelle (Hérault). | V. Audouard. |
| — de la source Rueffi (Arriége). | Filhol. |
| — de Sainte-Quitterie-de-Tarascon (idem). | Idem. |
| — d'Aulus (idem). | Idem. |
| — de Sainte-Madeleine-de-Flourens (Haute-Garonne). | Idem. |
| — de Doulaux (Creuse). | V. Legrip. |
| — de Pougues, de Château-Gonthier (Mayenne). | H. Bayard. |
| — de Bussang (Vosges). | Chevallier, Schauefele et Caventou. |
| — de Cransac. | Blondeau, Chevallier, Gobley. |
| — de l'Epervière (Maine-et-Loire). | Menière. |
| — de Lorry (Moselle). | Langlois. |
| — de Martigné-Briand (idem). | Chevallier, Gobley, Menière. |
| — de la fontaine de Fenu. | Bayard, Chevallier, Gobley. |
| — de Royat (Puy-de-Dôme). | Chevallier, Gobley. |
| — de Saint-Mart (idem). | Idem. |
| — de Jaude (idem). | Id. |
| — d'Hermonville (Marne). | Id. |
| — de Vichy, source de l'Hôpital. | Id. |
| — — source de la Grande-Grille. | Id. |
| — — source des Célestins. | Id. |
| — — source des Célestins-Lardy. | Id. |
| — — source des accacias. | Id. |
| — — source du Puits-Carré. | Id. |
| — de Hauterive. | Id. |
| — de Cusset, source de l'Hôpital. | Id. |
| — — source de l'Abattoir. | Id. |
| — — source de la Rotonde. | Id. |
| — — source des Dames Pajot. | Id. |
| — de Chateldon, source du Puits-Rond. | Id. |
| — — source du Puits-Carré. | Id. |
| — de Plombières (Vosges), source ferrugineuse. | Caventou. |

—    —    source thermale.    Chevallier et Gobley.
— de Bourbonne-les-Bains (Haute-Marne).    Id.
— de Châtenois.    Chevallier, Schauefele.
— de Soultzbach.    Idem.
— de Soultzmatt.    Id.
— de Wattveiller.    Id.
Eau de Niederbronn.    Chevallier et Schauefele.

*Eaux minérales arsenicales étrangères.*

Eau de Griesbach.    Walchner.
— de Rippoldsan.    Idem.
— de Rothenfelds.    Id.
— de Cannstadt.    Id.
— de Wiesbaden.    Walchner, Mialhe, Figuier.
— de Schwalbach.    Walchner.
— d'Ems.    Idem.
— de Pyrmont.    Id.
— de Lamscheid.    Id.
— de Brohl.    Id.
— de Ragoczy.    Buchner jeune.
— de Pandour.    Idem.
— de Bruckenau.    Id.
— de Spa, source du Pouhon.    Chevallier, Gobley.
—    —    source de Groesbeeck.    Idem.
—    —    source de la Sauvinière.    Id.
—    —    source de Géronstère.    Id.
—    —    source du Nouveau-Tonnelet.    Id.
—    —    source du Petit-Tonnelet.    Id.
—    —    source du Vieux-Tonnelet.    Id.
—    —    source de Barisart.    Id.
—    —    source de l'Hôtel-de-France.    Id.

*Eaux minérales non arsenicales françaises.*

Eau de Passy (Seine), sources nouvelle et ancienne.    { Flandin, Chatin; Chevallier, Gobley.
— de Forges (Seine-Inférieure).    Chevallier, Gobley.
— de Coulommes (Marne).    Idem.
— de Pargny (idem).    Id.
— de Jouy (idem).    Id.

| | |
|---|---|
| — de Boursault (idem). | Id. |
| — de Montigny (idem). | Id. |
| — de la Marequeric (Seine-Inférieure). | Id. |
| — de Château-Thierry (Aisne). | Id. |
| — d'Amiens (Somme). | Id. |
| — de Candé (Vienne). | Id. |
| — de Saint-Remy-l'Honoré (Seine-et-Oise). | Id. |
| Eau de Saint-Amand (Nord). | Chevallier et Gobley. |
| Boues de Saint-Amand (idem). | Id. |
| Eau d'Alet (Aude). | Filhol. |
| — de Saint-Allyre (Puy-de-Dôme). | Chevallier, Gobley. |
| — de Saint-Firmin (Cher). | Pauvrhomme. |

(Extrait du *Journal de chimie médicale*.)

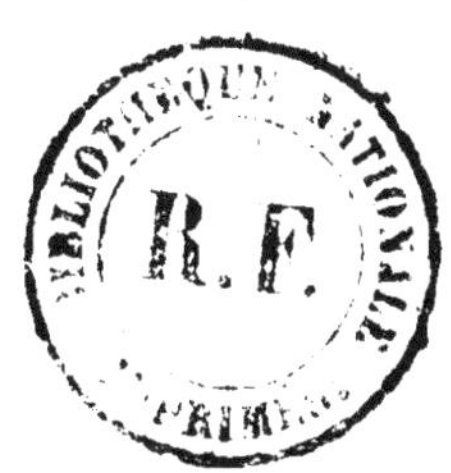